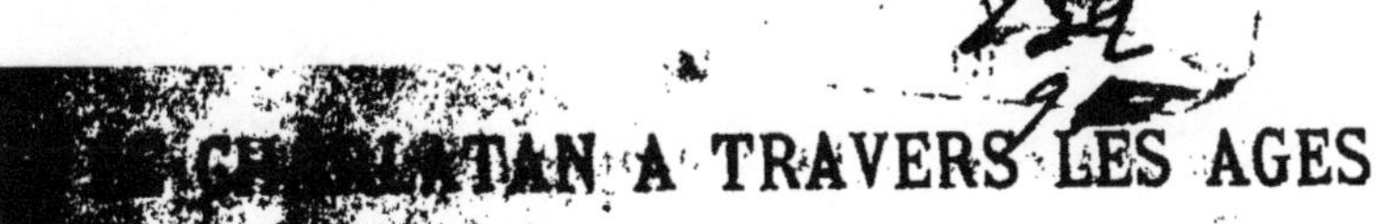

LE CHARLATAN A TRAVERS LES AGES

DISCOURS

PRONONCÉ

A LA SÉANCE DU 23 NOVEMBRE 1891

PAR M. LE Dr GUILLEMET

Président de la Société Académique de Nantes et de la Loire-Inférieure.

NANTES,

IMPRIMERIE Vve CAMILLE MELLINET, IMPRIMEUR DE LA SOCIÉTÉ ACADÉMIQUE

Place du Pilori, 5.

L. MELLINET ET Cie, SUC[rs]

1891

LE CHARLATAN A TRAVERS LES AGES

DISCOURS

PRONONCÉ

DANS LA SÉANCE DU 23 NOVEMBRE 1891

PAR M. LE Dr GUILLEMET

Président de la Société Académique de Nantes et de la Loire-Inférieure.

MESDAMES,
MESSIEURS,

L'accusé qui comparaît devant ses juges conserve toujours, si indigne d'indulgence soit-il, le secret espoir de bénéficier des circonstances atténuantes.

Un orateur d'occasion, comme je le suis, prenant la parole devant un auditoire d'élite, comme vous l'êtes, ressemble bien un peu à un accusé qui comparaît devant ses juges.

Permettez-moi donc d'espérer que, si vous me condamnez après m'avoir entendu, votre bienveillance viendra atténuer la rigueur de votre jugement.

L'usage qui veut que, chaque année, le Président de la Société Académique ouvre cette séance par un discours, a été l'occasion d'un nombre considérable d'études littéraires, scientifiques, philosophiques ou morales, sans parler du contingent fourni par les arts, l'histoire et la poésie ; et, si celui dont le tour est venu de porter aujourd'hui la parole devant vous, éprouvait la fantaisie de faire l'inventaire de tous les sujets ainsi traités, sans nul doute il courrait le risque de céder au découragement, en songeant combien il lui sera difficile de trouver de quoi vous intéresser encore, ne fût-ce que pendant quelques instants.

Il est pourtant, je crois, une personnalité ou une individualité dont l'étude jusqu'ici n'a tenté aucun de mes prédécesseurs, fût-il historien ou moraliste ; et, cependant, cette personnalité est aussi vieille que le monde. Car, comme on l'a dit : « La crédulité humaine et l'imposture sont deux » sœurs jumelles, contemporaines des plus vieilles sociétés » et que l'on trouve avec elles, à l'origine des âges, couchées » dans le même berceau. » (1) Cette personnalité, c'est le Charlatan.

Le Charlatan a exploité le monde dès ses origines. En voulez-vous une preuve ? Ecoutez cette interprétation du premier drame (drame au moins par les conséquences) auquel, sur la terre, nos premiers parents ont été mêlés, interprétation naïve, si naïve que, bien qu'elle ne date que du XVIIe siècle (2), on la croirait tirée d'un mystère du Moyen-Age, mais dont la naïveté n'exclut certes pas l'originalité.

A peine nos premiers parents étaient-ils installés dans le Paradis terrestre, qu'ils reçurent la visite d'un charlatan, le premier de tous en date et aussi certainement en habileté, roi et modèle de tous les charlatans à venir ; ce charlatan, c'était Satan en personne.

De même que le premier soin de tout charlatan est de se déguiser, Satan se garda bien de se faire connaître et se déguisa en serpent ; et comme le charlatan d'habitude opère sur des tréteaux, Satan monta sur un arbre.

(1) Larousse : article Charlatan *(Dictionnaire)*.

(2) *Le Charlatan découvert*, Toulouse, 1687 (Laronsse.)

De plus, le propre du charlatan est de mentir ; le diable ne fit pas autrement et il dit à Eve : « *Nequaquam morte » moriemini* » — Vous ne mourrez pas, — alors que la mort allait être la conséquence de la désobéissance. Enfin, le charlatan se moque des gens crédules qui l'écoutent et Satan ajouta, comme la plus cruelle des ironies : « *Et eritis sicut » Dii* » — Vous serez semblables à des dieux.

Ne voilà-t-il pas, comme l'indique l'ancien écrit auquel j'emprunte le sens de cette interprétation « les propriétés et » conditions de tout temps vues et observées en ces gens » qu'on nomme charlatans, dans l'exercice de leur art ? »

Jamais, en effet, charlatan ne joua mieux son rôle et avec un succès plus complet. Il n'y manqua rien...... pas même la pilule. Elle fut un peu grosse à la vérité et très indigeste, à telle enseigne que nous-mêmes, lignée d'Adam et d'Eve, après quelques mille ans, Messieurs et surtout Mesdames, nous en souffrons encore.

Depuis lors, nous retrouvons le charlatan partout, chez tous les peuples et dans toutes les sociétés.

Il a excité la verve des satiriques et pour n'en citer que deux, nous voyons Lucien de Samosate, à Athènes et Plaute, à Rome, « fustigeant de la belle façon cette troupe effrontée » de magiciens, de devins, de sorciers, de joueurs de gobe- » lets, de tireurs d'horoscopes, de diseurs de bonne aventure, » de fabricants d'onguents, d'oracles, de talismans et d'amu- » lettes, qui exploitait la foule toujours avide du merveilleux » et du surnaturel, et d'autant plus crédule, que la ruse est » plus grossière (1). »

Du reste, le charlatan revêt des formes bien différentes, et, depuis Alcibiade coupant la queue de son chien pour forcer l'attention de ses concitoyens jusqu'aux agents

(1) Eugène Talbot. *Œuvres complètes de Lucien de Samosate.* Hachette, 1882. Introduction.

*

d'affaires véreux qui, de nos jours, promettent des intérêts plus gros que le capital, il y a place pour bien des variétés de costume, de langage et d'industries.

Tous, cependant, ont un caractère commun. Que ce soit Eudamus vendant des anneaux contre la morsure des bêtes venimeuses, Chariton exploitant des sachets contre l'épilepsie, Claudius offrant au public des peaux souveraines contre l'apoplexie, Asclépiade, d'avocat se faisant marchand de drogues sur la place publique ; que ce soit le savetier dont Phèdre a célébré les exploits et qui, abandonnant son échope pour se faire médecin en plein vent, devint aussitôt célèbre, tous ont pour caractère commun de tromper le public et de vivre à ses dépens. Les moyens seuls sont différents et le charlatan n'y regarde pas : il n'est pas scrupuleux et c'est là son caractère essentiel, ce qui fait de lui ce qu'il est : un charlatan.

Son histoire, vous le voyez déjà par ce que nous avons dit, serait l'histoire de l'humanité elle-même, et non dans ce qu'elle a de meilleur, aussi ne faudrait-il pas l'étudier trop en détail pour sortir de cette étude singulièrement meurtris dans notre amour-propre. Nous y trouverions plus de bassesses que de sentiments généreux, plus de tristesses que de joies, plus de sujets de nous humilier que de nous enorgueillir.

Si, en effet, comme le veut notre vieil auteur, Satan est le parrain de tous les charlatans, vous vous doutez bien qu'ils ont travaillé pour le malheur de l'humanité plutôt que pour son bonheur.

Quelques-uns cependant ont fait exception et, qu'on me passe l'expression, ont été *bons diables*. Ils ont laissé après eux plus de rires que de larmes. C'est de ceux-là surtout que je veux vous parler.

Permettez-moi donc de choisir parmi eux quelques types pour vous les présenter.

Vous les connaissez certainement, au moins de noms. Ce sont les charlatans de la foire, costumés, bariolés, grimés et comme on disait autrefois, montés en banc, c'est-à-dire ayant un théâtre, ou tout au moins des tréteaux leur permettant de dominer la foule à laquelle ils dispensent leur éloquence gratis et leurs onguents contre monnaie.

De ceux-là, quelques-uns furent vraiment étonnants : véritables artistes et des plus grands, leurs noms sont passés à la postérité.

Et si vous croyez que j'exagère et que, pour apprécier le talent de gens qui, sans doute, vous paraissent occuper dans l'échelle sociale un degré bien inférieur, j'emploie des termes trop élogieux, souvenez-vous que le pinceau d'un Gérard Dov, d'un Karl Dujardin, n'a pas dédaigné de fixer sur la toile des scènes dues à la verve féconde de ces artistes en plein vent, et que des musiciens, comme Grisar, n'ont pas rougi de traduire en musique leur éloquence bouffonne.

Un nom générique a servi souvent à désigner tous ces charlatans de la foire ; ce sont les marchands d'orviétan, et cette appellation vous permet tout de suite de reconnaître leur patrie d'origine.

Un Orviétan, c'est un habitant d'Orviéto, et Orviéto est une petite ville d'Italie, dans la province de Pérouse.

D'où vient donc cette dénomination commune à toute une classe d'individus ?

En voici l'explication : Dans le courant du XVIIe siècle, probablement vers le milieu, un charlatan nommé Jérôme Ferranti, natif d'Orviéto, vint à Paris exercer son industrie.

Il s'établit sur le Pont-Neuf qui, dès lors, devint le quartier général de ces sortes d'officines en plein vent, et là, il vendait, sous le nom d'orviétan, un électuaire, lequel, sauf de la vipère sèche, ne contenait guère de substances plus extraordinaires, nous avons le regret de le dire, que la plupart des préparations officinales que l'on faisait alors absorber aux malades, sous l'autorité de Galien.

Jérôme Ferranti, du reste, imitant en cela les gens de théâtre de cette époque, n'opérait pas sous son vrai nom : il avait pris, comme nom de guerre, son nom d'origine « l'Orviétan, » en sorte que le vendeur et la marchandise étaient connus sous le même nom.

Après lui le nom resta attaché à la drogue, quelle qu'elle fût, et tout charlatan vendant un onguent quelconque fut pour la populace un marchand d'orviétan.

Le charlatan au XVIIe siècle qui fut, paraît-il, l'âge d'or des bateleurs de toutes sortes, nous vint donc d'Italie. Nous ne saurions nous étonner de cette influence du soleil du Midi sur l'exubérance de paroles et de gestes qui toujours fit le succès de ces artistes de la rue.

Cet envahissement avait commencé à la fin du XVIe siècle. « Ce fut alors une véritable immigration d'hommes à part, » bizarrement accoutrés d'oripeaux et de costumes, tous » plus ou moins excentriques et bariolés de diverses » couleurs (1). »

Le mot de charlatan lui-même viendrait, pour certains étymologistes, de l'italien *Ciarlare,* ce qui veut dire babiller ; mais pour le plus grand nombre, charlatan est la traduction du mot latin *circulator,* c'est-à-dire qui circule.

Et, en effet, le plus souvent après avoir épuisé la curiosité et la crédulité de son auditoire, le charlatan allait planter sa tente ou dresser ses tréteaux ailleurs, parcourant les villes et les villages, trouvant partout et toujours des oisifs, des curieux et des simples pour alimenter sa verve et grossir son escarcelle.

Le goût de ces spectacles en plein vent n'était, du reste, pas nouveau, puisque Rabelais nous montre « Gargantua allant

(1) Dictionnaire Larousse, article *Charlatan.*

voir les bateleurs, trajectaires et thériacleurs, et considérant leurs ruses, soubresauts et beau-parlers. »

Certains d'entre eux cependant surent tenir la place de longues années dans la même ville, à Paris surtout, et la clientèle leur fut fidèle.

De ce nombre fut le plus illustre, le maître, le roi des charlatans, celui dont Boileau, non sans quelque dépit, a dit :

Apollon travesti devint un Tabarin.

Tabarin, en effet, était son nom, nom de guerre, bien entendu, venant du costume de parade, du manteau ou tabar que l'artiste revêtait pour paraître en scène. Quant à son vrai nom, nul ne le connut : ce que l'on savait, c'est que lui aussi était Italien. Il venait de Naples et arriva à Paris vers les premières années du XVIIe siècle.

Il est donc antérieur à Jérôme Ferranti, l'Orviétan de près d'un demi-siècle, et, si nous avons parlé de ce dernier tout d'abord, c'était pour établir l'origine de cette appellation de marchand d'orviétan, attribuée dans la suite, sans distinction, à un grand nombre de charlatans.

Tabarin n'eut guère recours aux moyens tapageurs de ses rivaux ; il laissait à ceux-ci les bijoux dont ils ont toujours été si friands, chrysocale et faux diamants, clinquant qui, tout en flattant le mauvais goût de celui qui s'en pare, tire l'œil aux passants, comme le miroir aux alouettes, et remplit ainsi un double but agréable et utile.

Il n'eut pas non plus de voiture aux roues dorées, aux panneaux décorés de peintures allégoriques, ni de chevaux richement caparaçonnés. Son costume était simple : c'était celui de Pierrot, consistant comme pièce principale, dans le tabar, sorte de blouse ample, de serge verte et jaune, et en un pantalon de même étoffe. Une longue épée de bois lui battait les jambes. Le tout était complété par un chapeau de feutre gris sans fond, susceptible de passer par toutes les formes, depuis le casque romain jusqu'au bonnet d'âne.

Pour théâtre, quelques mauvaises planches ajustées, recouvertes de quelques lambeaux de toile cousus ensemble; décoration digne du monument.

Comme personnel, un nègre, sa femme, Francisquine, en habit d'arlequine et Mondor, quelque chose comme un pître dont certains historiens ont voulu, à tort, faire une sorte d'impressario.

Comme instruments, une viole et un rebec, sorte de violon à trois cordes.

Mais avec cela et avant tout, il avait le génie des tréteaux, s'il m'était permis de m'exprimer ainsi, et c'est de lui qu'on a dit : « Il fait rire depuis les pieds jusqu'à la tête. » Et il aimait son métier. Quelle force pour la lutte ! Il l'aimait au point qu'ayant fait fortune et ayant une fille à marier, il ne chercha point un gendre ailleurs que dans son monde et la donna à Gautier Garguille, un farceur de l'hôtel de Bourgogne.

N'est-ce pas là, avouez-le, Mesdames et Messieurs, un grand, un véritable artiste que cet homme qui ne voit rien en dehors et au-dessus de son art ; qui, non content de lui avoir consacré pendant toute sa vie ses forces et ses pensées, veut encore en continuer le culte dans sa descendance, alors que son ambition, soutenue par de beaux écus sonnants, pourrait bien lui suggérer la pensée de pousser sa fille dans un monde plus relevé, où, quel que soit ce monde, l'occasion de jouer la comédie ne serait peut-être pas complètement perdue pour elle, mais où la galerie, tout en étant d'apparence plus choisie et plus délicate, serait à coup sûr plus sceptique et surtout moins indulgente que celle de la place Dauphine.

A vrai dire, ce Tabarin me paraît un vrai philosophe. Je me surprends à lui trouver des vertus et pour un peu j'oublierais qu'il est charlatan, si je n'entendais d'ici ses bons mots, ses joyeusetés désopilantes, ses étourdissantes facéties, ses gaillardises un peu crues qui attirent et retiennent la foule, et, si je ne voyais un jour de grande représentation, le vendredi, la place Dauphine se remplir au point de ne pouvoir contenir les curieux qui se pressent, se foulent et se blessent pour arriver aux premières places et en fin de compte acheter à mon héros le baume souverain contre la migraine et le vertigo, l'onguent contre la brûlure « dont il avait éprouvé les effets merveilleux lors de sa descente aux enfers » ou bien l'opiat contre les maux de dents.

Mais il n'est pas de fête qui n'ait une fin ; un beau jour, Tabarin disparut et personne ne put dire ce qu'il était devenu. La foule comprit qu'il ne serait pas facilement remplacé et elle lui fit cette oraison funèbre qui dit bien ses regrets et le mérite de son charlatan préféré :

Tout divertissement nous manque,
Tabarin ne va plus en banque.

Le vieux Mondor garda bien la place et dix ans encore il vendit des drogues, mais la foule ne revint pas.

Si Tabarin était perdu pour la populace de la place Dauphine, il ne l'était pas pour la postérité à laquelle il laissait plus qu'une mémoire illustre.

Ses farces eurent les honneurs de quatre éditions en une seule année (1622), chez Sommaville et Racollet.

Les principales : *les souhaits pour la nouvelle année ; la querelle avec Francisquine ; le procès du moulin à vent ; la descente aux enfers,* ont paru dans un livre annoté par M. d'Harmonville et édité par M. Delahaye.

Les premières éditions furent illustrées par Baussonnet, un des graveurs les plus renommés du XVIIe siècle.

N'avais-je pas raison de vous dire, Mesdames et Messieurs, que ce charlatan enfonçait tous ses compères de cent coudées? il me semble même que d'autres que ses rivaux de la place Dauphine pourraient en être jaloux, car je ne vois guère, en dehors de nos grands écrivains classiques, ses contemporains, d'auteurs qui aient eu pareil succès auprès des éditeurs et du public.

Ce n'est pas tout. Si bien peu d'entre vous ont lu les œuvres de Tabarin, il en est bien peu, par contre, qui n'aient pas vu représentée à la scène une de ses farces. Molière, en effet, Molière lui-même, notre grand comique, ne s'est pas fait scrupule de lui emprunter une scène entière, celle du sac dans les fourberies de Scapin.

Molière plagiaire de Tabarin ! Le rigide Boileau ne put s'en consoler et, malgré son amitié pour Molière, il le lui reprocha dans ces vers que vous connaissez tous :

« Peut-être [Molière] de son art eut remporté le prix
» Si moins ami du peuple, en ses doctes peintures,
» Il n'eut point fait souvent grimacer ses figures ;
» Quitté pour le bouffon l'agréable et le fin,
» Et, sans honte, à Térence, allié Tabarin.
» Dans ce sac ridicule où Scapin s'enveloppe,
» Je ne reconnais plus l'auteur du Misanthrope. »

La postérité n'a pas ratifié le jugement de l'auteur de l'art poétique.

De nos jours, Tabarin et Francisquine ont eu les honneurs de la scène.

Sans parler d'un opéra-comique de Bousquet, paroles de MM. Alboise et André, représenté au Théâtre lyrique en 1852, M. Paul Ferrier donna au Théâtre français, le 13 juin 1873, une pièce, en deux actes et en vers, ayant également *Tabarin* pour titre. La parade de Tabarin et la farce des tonneaux, reproduites sur la première scène du monde, le rôle du charlatan tenu par Coquelin aîné, quel singulier retour des choses d'ici-bas, quel triomphe pour le bateleur de la place Dauphine !

De Tabarin à Mengin, je saute juste deux siècles, et si,

malgré la distance, je rapproche ces deux noms, c'est que, comme Tabarin au XVIIe siècle, Mengin au XIXe fut vraiment le roi des tréteaux.

« Qui n'a pas vu, dit Victor Fournel, qui n'a pas entendu » Mengin, n'a rien vu ni rien entendu. Contemplez-le promenant sur la foule, du haut de sa tribune, un regard » chargé d'ombre, tranquille et fier dans sa force, calme et » presque dédaigneux dans le sentiment intime de sa supé» riorité, commandant par sa contenance, mieux que par » son costume, la respectueuse attention de tous (1). »

Tabarin n'était qu'un bouffon, bouffon de génie si l'on veut, et à l'école duquel Molière, dit-on, puisa ses premières inspirations comme auteur et comme acteur, mais simple bouffon quand même et rien de plus.

Cela, du reste, suffit amplement à sa gloire.

Mengin fut un psychologue. Qui dit psychologue dit un homme qui a étudié le cœur humain et, par conséquent, en connaît les faiblesses. Mengin fut-il vraiment cet homme?

C'est lui-même qui va vous répondre. Ecoutez-le, il commence son boniment :

« Messieurs, dit-il, vous n'avez probablement pas été sans » entendre parler de moi jusqu'à ce jour. Les journaux vous » ont dit mon nom. »

Vous avez entendu, Mesdames et Messieurs, nous sommes en plein XIXe siècle ; il n'est personne, pas plus dans cette foule qui entoure sur la place publique la voiture du charlatan, que dans le cercle le plus aristocratique, il n'est personne, par ce temps de lumières, qui ne lise les journaux ; mais la foule aime bien qu'on fasse allusion à ces connaissances quasi-universelles que lui octroient à bon marché ses lectures quotidiennes. Donc, du même coup, Mengin flatte

(1) Victor Fournel, *Ce qu'on voit dans les rues de Paris*. E. Dentu, 1867.

l'amour-propre de son auditoire et reconnaît cette toute puissance de la presse dont nul, désormais, ne pourra se passer, si surtout il a le plus petit grain d'ambition, car seule elle dispense la célébrité.

Puis, Mengin continue :

« Messieurs, chacun a son dada qu'il caresse : l'un rêve » la croix d'honneur, l'autre court après la fortune, un » troisième a l'ambition de porter des galons dorés sur » toutes les coutures ; moi, ce qui m'occupe, ce qui prend » ma vie entière, ce sont mes crayons. »

Laissons, je vous prie, les crayons de côté, mais pour le reste ? Rêves de gloire ou de fortune, vaine gloriole, ne sont-ce pas là les sentiments qui font battre le cœur de l'humanité, et là encore le charlatan n'a-t-il pas atteint au défaut de la cuirasse ?

Plus loin il devient profond moraliste. Il se présente à la foule comme un bienfaiteur de l'humanité, il est l'homme qui consacre son génie à faire des découvertes utiles ; la foule devrait donc tomber à ses pieds dans un élan de reconnaissance :

« Mais, s'écrie-t-il, j'ai contre moi l'envie, j'ai contre » moi la médiocrité et l'impuissance toujours unies pour » combattre le mérite. »

En toute franchise, ne sont-ce pas là les accents de la vérité?

Et, par une transition qui est une merveille de rhétorique, il met cette foule qui l'écoute, et sur laquelle il compte pour une vente fructueuse, en opposition avec ces envieux, ces médiocres et ces impuissants, en ajoutant aussitôt :

« Mais j'ai pour moi les hommes intelligents et éclairés, » j'ai pour moi le public qui me connaît et qui sait à quoi » s'en tenir sur mon compte. »

Connaissez-vous un moyen plus habile de dire aux gens qui vous écoutent : il y a des envieux, des ignorants et, pourquoi ne pas le dire, des imbéciles qui ne veulent pas de ma marchandise ; mais vous, vous êtes intelligents et la meilleure façon de prouver votre intelligence, c'est de mettre la main à la poche. Croyez-vous que la foule ne soit déjà bien tentée d'acheter les fameux crayons ?

Et la justification de son singulier costume : un casque de guerrier sur une casaque d'arlequin, la connaissez-vous ? Le morceau vaut, je crois, la peine d'être cité en entier. C'est Mengin qui parle :

« Savez-vous pourquoi cette mascarade ? Je vais vous le » dire. — Un jour j'étais comme aujourd'hui sur une place » publique. — Vendant des crayons comme aujourd'hui. — » Vêtu comme vous, Messieurs, portant un habit pareil à » celui-ci, un gilet semblable à celui-là. » (Ce disant, Mengin soulève ses oripeaux et montre à la foule un habit à la dernière mode sur un gilet ruisselant de breloques, ce qui ne laisse pas que de bien impressionner les auditeurs, et il continue) : « A quelques pas de moi était venu se placer un » grimacier, oui, Messieurs, un grimacier, un misérable » polichinelle avec ses deux bosses, un de ces baladins de » carrefour dont le métier est de faire rire les niais et les » badauds ; la foule s'amassait devant lui, et les quelques » personnes qu'à la sueur de mon front j'étais parvenu à » rassembler me quittèrent bientôt pour s'y joindre — mon » baladin triomphait — je restais là seul, découragé ; et » quand un brave homme, qui m'apercevait en détournant » la tête, demandait à son voisin qui j'étais : — Ça, lui » répondait-il : Oh ! ce n'est rien, c'est un homme comme un » autre ! — De ce jour, Messieurs, je me dis que puisqu'il » fallait s'habiller en polichinelle pour attirer la foule, je » m'habillerais en polichinelle. — Et vous voyez bien, Mes- » sieurs, que j'ai eu raison, car vous voilà tous autour de moi, » vous qui auriez passé sans vous arrêter si j'avais été mis » comme tout le monde. »

Je vous demande pardon, Mesdames et Messieurs, de la longueur de cette citation, mais, si longue qu'elle soit, elle vous paraîtra courte si vous voulez bien réfléchir qu'elle résume très fidèlement l'histoire de beaucoup de célébrités dans tous les temps et dans toutes les sociétés. Et je suis de l'avis de Victor Fournel lorsque, rapportant ce mot : « Çà, » oh! ce n'est rien, c'est un homme comme un autre! » il s'écrie : « Quel mot d'une profondeur effrayante! Oh! Mengin, » vous en doutez-vous? »

Au surplus, tout le boniment serait à citer, car ce Mengin est vraiment un maître homme et connaît bien le cœur humain. Quand il s'écrie : « Je suis charlatan — mais je dis » la vérité, » personne, relevant l'antithèse, ne songera à le contredire.

Il dit au moins à la foule *des vérités* qu'elle accepte aisément, car il excelle à dorer la pilule et, n'étaient la voiture trop chargée de dorures et de miroiteries, le casque et l'accoutrement ridicule de l'orateur, si l'offre des crayons ne revenait à la fin de chaque période, bout de l'oreille de l'âne passant sous la peau du lion, on se croirait à un cours de philosophie tout aussi bien qu'à la parade d'un charlatan.

Des bouffons à Molière, génie à part, la transition est facile. Et, quand on parle de Molière, il est impossible de ne pas penser aux médecins de son temps.

C'est une idée suggestive qui poursuit depuis deux siècles tous ceux qui ont la moindre notion du théâtre de Molière. Aujourd'hui nous savons que la suggestion peut produire ses effets à distance, même chez les gens les mieux éveillés, et ce phénomène n'a rien qui nous étonne.

Pas plus qu'un autre, en ce moment surtout, je ne saurais échapper à cette suggestion.

Je m'en voudrais, du reste, de ne pas vous dire un mot de ces personnages ridicules ou prétentieux que notre merveilleux comique a mis en scène avec tant d'art. Vous pourriez m'accuser de partialité ou croire que j'ai peur d'aborder devant vous un sujet qui peut paraître délicat dans la bouche d'un médecin.

Moi-même, passant si près de Thomas Diafoirus, Filerin Desfonandrès et autres, je me reprocherais de ne pas leur donner un souvenir, si rapide soit-il ; c'est bien le moins qu'on se doit entre confrères.

J'ai dit que Molière avait mis en scène, sous les traits de médecins, des personnages ridicules ou prétentieux, ajoutez grotesques si vous voulez ; je n'ai pas dit, parce que cela ne serait pas conforme à la vérité, qu'il a représenté les médecins sous les traits de charlatans, comme nombre de gens le prétendent.

J'entends bien que les médecins des comédies de Molière sont les pastiches très exacts de vrais médecins en chair et en os, existant et exerçant leur profession à Paris, du vivant de l'auteur. C'est justement pour cela que Molière, ayant reproduit très fidèlement ses modèles, a pu en faire des personnages absolument ridicules (et nous verrons, tout à l'heure, à quelle source il a puisé des renseignements si précis et si complets), mais il n'a pas pu en faire ce qu'ils n'étaient pas : des charlatans.

Quels sont, en effet, les caractères que Molière attribue à ses médecins ou, pour mieux dire, quels sont les travers qu'il a visés chez eux, quels défauts leur reproche-t-il ? J'admets d'avance que les médecins du XVIIe siècle, la majeure partie du moins, avaient tous ces travers et tous ces défauts, j'admets que Molière ne les a ni outrés, ni même exagérés, pour les besoins de sa cause ; nous allons voir que cet ensemble de qualités négatives ne fait point un charlatan.

Ces défauts, à tout bien considérer, peuvent être ramenés à deux : l'ignorance et le pédantisme, qui sont les causes de tous les travers dont Molière a agrémenté ses médecins.

Voilà donc qui est entendu : ils sont ignorants et pédants ; mais cela suffit-il pour en faire des charlatans ?

Evidemment non ! S'il suffisait d'être ignorant pour être charlatan, les trois quarts et demi du genre humain seraient composés de charlatans ; je sais bien que cette opinion a été soutenue par des gens amis du paradoxe, et Mengin a, sur ce sujet, une tirade merveilleuse que je regrette, faute de temps, de ne pouvoir vous citer. Mais ce qui peut être soutenu dans une boutade, ne peut l'être quand on consent à raisonner.

Le reproche de pédantisme est évidemment plus grave : mais pour que le pédant soit un charlatan, il faut, en même temps, qu'il soit de mauvaise foi. Si le pédant, aussi ignorant que vous le supposez, est de bonne foi, quelle que soit la forme emphatique dont il revêt ses billevesées, que ce soit en latin, comme Thoinnette le reproche si fort à Thomas Diafoirus, ou en toute autre langue, s'il est convaincu de la vérité de ce qu'il avance, évidemment il ne fait pas œuvre de charlatanisme ?

Or, c'était bien le cas pour les médecins du temps de Molière. Pedants, ils l'étaient : habitués dès les bancs du collège à discuter à perte de vue sur les sujets les plus futiles, ils ne perdaient pas dans les longues et puériles argumentations de l'école, l'habitude de la scolastique, et portaient jusque dans la clientèle, au lit même du malade, la manie de vouloir tout prouver par Hippocrate et Galien.

Ils étaient donc pédants ; mais étaient-ils convaincus ? Il ne faudrait pas avoir la moindre idée des mœurs médicales à cette époque pour en douter. Ils l'étaient au point de tout sacrifier : situation, fortune, clientèle pour défendre une idée. Nous les voyons sans cesse en procès, pour ou contre la saignée, pour ou contre l'antimoine. Renaudot, le fondateur de la *Gazette,* premier journal qui ait paru en France (1), du mont-de-piété, du bureau d'adresses, en même

(1) Ce journal hebdomadaire d'abord, puis quotidien, devint la *Gazette de France.*

temps que des consultations gratuites, ce qui est plus en rapport avec sa profession, Renaudot, dis-je, plaidera contre la Faculté, au point de se ruiner, lui et ses enfants, et de leur rendre impossible l'accès de la profession médicale. Guy Patin, un des médecins les plus en vue de l'époque, traitera, pour une question de doctrine, ses confrères plus mal que Molière ne l'a jamais fait. Si bien que Molière lui-même fera dire à Filerin dans l'*Amour-Médecin :* « N'avez- vous pas honte, Messieurs, de montrer si peu de prudence pour des gens de votre âge et de vous quereller comme de jeunes étourdis ? Ne voyez-vous pas bien quel tort ces sortes de querelles nous font dans le monde ? »

Ils étaient donc convaincus, et loin de chercher à tromper personne, leur plus chère ambition était de faire partager leur conviction à leur entourage. Ils n'étaient donc point charlatans.

Quelques-uns cependant donnèrent dans le travers. Quel troupeau n'a pas ses brebis galeuses ? Or, de ce nombre fut, chose à noter, Mauvillain, l'ami intime de Molière, celui dont le comédien disait à Louis XIV qui lui demandait quel traitement son médecin lui faisait suivre : « Sire, nous causons ensemble ; il m'ordonne des remèdes ; je ne les fais point et je guéris. » Celui également qui eut recours à Molière pour obtenir du roi, en faveur de son fils, la place de chanoine de la chapelle royale de Vincennes.

Les termes du placet, le seul qui nous soit connu, par lequel Molière sollicite pour un autre les faveurs royales, prouvent plus que de l'amitié, de la camaraderie entre le comédien et son médecin.

« Sire,

» Un fort honnête médecin dont j'ai l'honneur d'être le
» malade, me promet et veut s'obliger, par devant notaire,
» de me faire vivre encore trente années, si je puis lui
» obtenir une grâce de votre Majesté. Je lui ai dit, sur sa

» promesse, que je ne lui demandais pas tant et que je » serais satisfait de lui, pourvu qu'il s'obligeât de ne me » point tuer ....

Ce Mauvillain eut, avec la Faculté, des démêlés dont le premier eut pour cause une faute grave contre l'honneur professionnel. C'est Guy Patin, homme rude et brutal, mais absolument honorable, qui rapporte le fait :

« L'an 1637, raconte-t-il, l'Orviétan (notre Jérôme Ferranti, sans doute) pour mieux débiter sa drogue, s'adressa à un » homme d'honneur, alors doyen de notre Faculté, nommé » M. Perreau, pour obtenir de lui, moyennant une bonne » somme d'argent qu'il offrait, approbation de la Faculté » pour son opiat. Il en fut refusé de belle hauteur. Ce » charlatan s'adressa ensuite à de Gorris, qui reçut de lui » un présent considérable et lui promit de faire signer à » plusieurs docteurs l'approbation de ce médicament qu'il » vend sur le Pont-Neuf ; ce qu'il fit faire par une douzaine » d'autres affamés d'argent : — suivent les noms parmi » lesquels celui de Mauvillain. — Cet imposteur italien, non » content de telles signatures, tâcha d'avoir l'approbation » entière de la Faculté et pressa le nouveau doyen, qui était » M. Piètre, mon prédécesseur, de la lui faire donner » moyennant quatre cents écus qu'il offrait. Ce nouveau » doyen ayant appris de la propre bouche du charlatan, » tout ce que de Gorris lui avait fait, lui demanda cette » approbation, et dès qu'il l'eut, il fit assembler toute la » Faculté, où il se rendit délateur contre ces douze Messieurs » qui, ayant avoué leur faiblesse et leur mauvaise action, » furent chassés de la compagnie par un décret solennel. » On les a pourtant rétablis avec certaines conditions et » notamment celle de demander pardon à la compagnie en » pleine assemblée. Quelque chose qu'ils aient pu faire depuis, » la tache leur est restée. »

C'est le seul fait sérieux contre l'honneur professionnel,

le seul acte de charlatanisme si vous l'aimez mieux, qui puisse être relevé dans l'ouvrage de Maurice Raynaud, sur les médecins au temps de Molière, ouvrage très remarquable, dans lequel cette époque est étudiée et fouillée dans tous les coins, avec une science et une impartialité qui lui donnent une autorité incontestable.

Si Mauvillain garda, comme dit Guy Patin, la tache de sa mauvaise action, il est probable que ce ne fut pas sans rancune. Dans d'autres circonstances, il montra qu'il n'avait pas oublié et ne négligea aucune occasion de se venger.

Il est donc permis de penser que dans ces « *bonnes causeries* » entre Molière et son médecin, on devait parler quelquefois de la fâcheuse aventure arrivée à celui-ci, aventure suivie de plusieurs autres qu'il serait trop long de vous raconter.

De là à admettre une certaine collaboration dans ce qu'on pourrait appeler les pièces médicales de Molière, il n'y a pas loin. C'était du reste la croyance publique, du vivant même de l'auteur.

Certes, le génie de Molière n'a pas eu besoin d'inspiration étrangère pour la conception générale de l'œuvre, mais il y a dans telles de ses pièces des situations, des détails, des termes tellement techniques qu'il est impossible de pas y voir la touche d'un homme du métier qui ne se fait aucun scrupule de livrer à l'ennemi les usages, les secrets défauts et les travers de confrères qu'il a des raisons de haïr ou jalouser.

Et maintenant il faut conclure :

Je ne m'attarderai pas à vous démontrer que notre époque est aussi riche qu'aucune autre en charlatans.

Je suppose que vous en conviendrez sans peine, en faisant appel à votre observation personnelle.

Les marchands d'orviétan sont devenus rebouteurs ou rhabilleurs et ainsi des autres.

Le nom, le costume et le langage ont changé, la morale est toujours la même : enjôler le public et lui faire avaler une pilule qu'il paiera grassement.

Je trouve cependant que nous avons perdu. Je regrette le costume, le carrosse aux lourds panneaux historiés, monté sur roues dorées ; je regrette surtout le boniment. Je sais bien que nous avons le prospectus qui atteint parfois aux proportions d'un véritable chef-d'œuvre de hâblerie et la réclame qui s'étale sur tous les murs, plus ou moins respectueuse de l'art et de la morale. A tout point de vue, cela vaut moins que le boniment souvent plein de verve, de gaîté et quelquefois de philosophie du charlatan d'autrefois.

Quoi qu'il en soit, aujourd'hui comme jadis, le charlatan exploite l'humanité de bien des façons différentes et l'humanité ne songe pas à secouer cette quasi-servitude.

Il y a à cela bien des raisons.

L'humanité prise en masse est ignorante : le charlatan abuse de son ignorance. Elle est orgueilleuse ; le charlatan flatte son orgueil. Elle a des passions ; le charlatan les satisfait. Elle obéit à ses intérêts ; le charlatan sert ses intérêts, en apparence au moins.

Le plus souvent, comme au Paradis terrestre, le charlatan offre le fruit défendu et nous savons, depuis Eve, quelle est la saveur du fruit défendu.

Enfin nous avons vu que le charlatan est quelquefois amusant et la foule aime à être amusée.

Voilà pourquoi, dupe inconsciente ou volontaire, victime ou complice, l'humanité ne peut pas ou ne veut pas rejeter le charlatan de son sein.

Mme vve Camille Mellinet, pl. du Pilori, 5. — L. Mellinet et Cie, succrs.

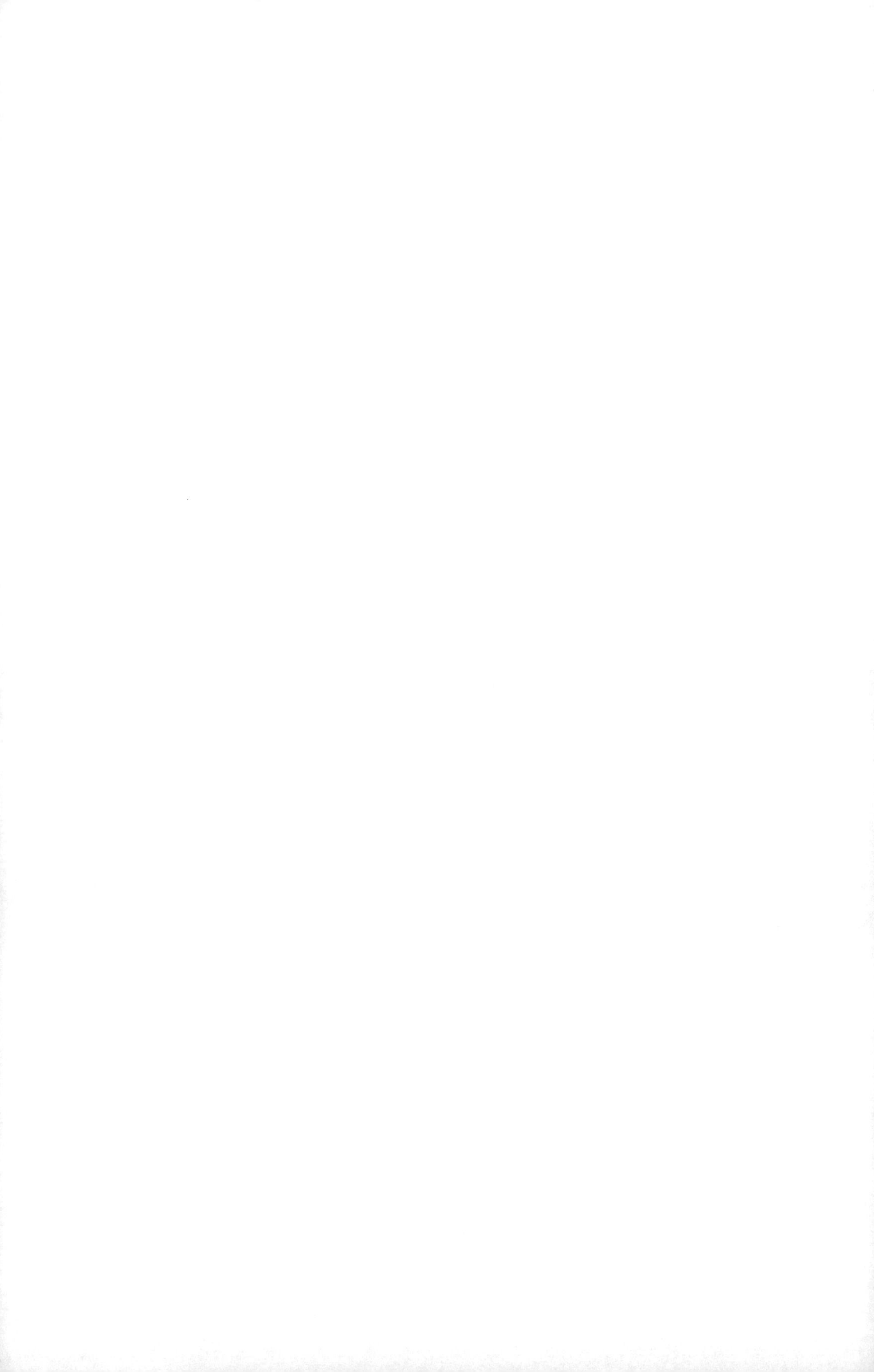

www.ingramcontent.com/pod-product-compliance
Ingram Content Group UK Ltd.
Pitfield, Milton Keynes, MK11 3LW, UK
UKHW021047260726
13994UKWH00005B/2390

9 782329 439204